EXAMEN PUBLIC

SUR

L'ÉLECTRICITÉ CHIRURGICALE,

Soutenu en la Chambre de Juriſdiction du Corps de Chirurgie de la Ville de Verſailles,

Sous la Préſidence de Jean-Nicolas Nazaret, Maître en Chirurgie, ancien Prévôt de ſa Compagnie.

Par Jean-Baptiste-Philippe Marrigues, Maître en Chirurgie, Aſſocié de l'Académie Royale des Belles-Lettres & Sciences de Caën, pour ſon Aggrégation,

Le *23* Octobre 1784, depuis trois heures après midi, juſqu'à ſix.

DISSERTATION

SUR

L'ÉLECTRICITÉ CHIRURGICALE.

Par M. Marrigues, Maître en Chirurgie, Associé de l'Académie Royale des Belles-Lettres & Sciences de Caën.

1784.

DISSERTATION

SUR

L'ÉLECTRICITÉ CHIRURGICALE.

LES Philoſophes de ce ſiècle n'eurent pas plutôt découvert les phénomènes ſurprenans de l'Electricité, qu'ils penſèrent à les rendre d'une utilité plus avantageuſe à l'humanité.

En effet, parmi tant de merveilles éclatantes, que l'Electricité a fait paroître dans toutes les contrées de l'Europe, au-delà des mers, dans leur ſein même, & juſqu'aux régions élevées de l'atmoſphère; il n'en eſt pas de plus utiles, que celles qui ont rendu l'activité, & pour ainſi dire, la vie, à une portion conſidérable du corps humain, que la paralyſie avoit retranchée du ſyſtême harmonique de l'économie animale.

Des prodiges de ce genre ne pouvoient pas reſter long-temps inconnus : on ne tarda pas à ſe convaincre de la vérité des guériſons & des ſoulagemens conſidérables que l'Electricité avoit opérée, non-seulement à *Genève*, en *Italie*, à *Leipsick*, à *Vienne*, & autres Pays étrangers; mais encore en différentes Provinces de France, en *Languedoc*, en *Normandie*, dans le *Rouſſillon*, l'*Iſle de France*, ainſi que dans la Capitale.

Cependant, quelqu'évidens qu'aient été les bons effets de l'Electricité ſur le corps humain, ils ne laiſsèrent pas de demeurer aſſez long-temps problématiques parmi les gens de l'Art, qui, trop circonſpects, ont réſiſté à leur donner de la confiance.

On ne voit pas encore, d'après les tentatives de *MM. Morand*, *Louis* & *Lecat*, que les Chirurgiens ſe ſoient appliqués à adminiſtrer eux-mêmes l'Electricité aux malades; ſoit parce qu'ils ne l'ont pas reconnue comme remède, que les Maîtres de l'Art ne l'ont point enſeigné, ou parce qu'ils n'ont vu en elle qu'un ſecours purement médical.

Ce ſecours n'eſt pas univerſellement adopté, parce que, ſemblable à la plupart des autres ſecours de l'Art, il n'a pas eu un ſuccès univerſel, qu'il a été quelquefois inſuffiſant, dans certaines conſtitutions, & nuiſible dans d'autres : ce qui ſouvent pouvoit dépendre bien moins de l'Electricité, que du choix de la méthode par laquelle on en faiſoit l'application.

Il n'eſt pas mention de ce moyen curatif dans les inſtitutions de Chirurgie, parce qu'il a été inconnu à tous les ſiècles qui ſe ſont écoulés avant nous, & depuis le milieu de celui-ci, ſa nouveauté lui rendoit inaccessible la faveur de l'adoption, que la prudence ne permet d'accorder qu'avec circonspection & après un grand nombre de succès non-équivoques & bien constatés.

Mais aujourd'hui, d'après des succès multipliés sur un plus grand nombre de maladies, nous ne pouvons nous dispenser d'admettre l'Electricité parmi les autres secours de l'Art : ne fût-elle qu'un remède purement médical, le besoin de la main du Chirurgien pour son application, nous en rend la pratique indispensable, comme celle des ventouses & des vésicatoires : ce secours n'est pas moins du domaine du Chirurgien, d'autant qu'il garde en soi les caractères de tous ceux qui sont l'objet de la Chirurgie.

Les caractères d'un secours Chirurgical sont, les opérations manuelles que son application au corps humain rend indispensable, les maladies externes & les internes qui nécessitent ces opérations & le secours des lumières de la Chirurgie pour les diriger convenablement.

A ces caractères, on ne peut méconnoître ceux de l'Electricité. 1°. Parce qu'on ne peut l'appliquer aux maladies, sans des opérations manuelles, soit pour électriser par friction, par scintillation, par commotion, ou par des attitudes particulières. 2°. Parce qu'un grand nombre d'affections extérieures, ou même des internes que l'extension ramène au genre des maladies externes, ont cédés à ces opérations, comme la paralysie de la langue, des extrémités tuméfiées ou atrophiées, le rhumatiſme, la goutte, la goutte ſereine, la ſurdité, des tumeurs, même ſcrophuleuſes, & des engelures. 3°. Enfin, l'application de l'Electricité n'eſt pas moins dévolue à la Chirurgie, par la raiſon qu'elle ne peut être bien réglée, que par les connoiſſances phyſiques, anatomiques & pathologiques, inſéparables de la doctrine Chirurgicale : ce ſecours eſt donc inconteſtablement l'objet de la Chirurgie, & celui de l'occupation du Chirurgien, lequel doit maintenant ceſſer de le négliger & ne pas le laiſſer plus long-temps dans des mains étrangères, qui, pour lui avoir donné naiſſance & l'avoir accrédité, ne pourroient autant que les perſonnes de l'Art, en faire l'application d'une manière heureuſe, auſſi ſûre & auſſi utile à l'humanité.

L'Electricité eſt le mouvement d'une matière ſubtile, élaſtique, fort mobile, répandue par-tout, en équilibre avec elle-même, & connue ſous le nom de matière électrique.

L'univerſalité de cette matière, l'extrême ſubtilité de ſes molécules, leur élaſticité, leur mobilité, & la rapidité de leur mouvement, ſont les cauſes primordiales de ſes effets ſur le corps humain. L'action de l'Electricité ſur lui eſt purement mécanique : ſon impreſſion procède principalement de l'extrême rapidité de cette action, à laquelle les ſolides & les fluides ſont ſoumis, ſuivant la manière dont elle leur eſt appliquée.

Sur les ſolides, elle en ranime le ton & l'action organique, en leur portant une plus grande quantité d'eſprits animaux, en agaçant la ſenſibilité des parties nerveuſes, & en produiſant une ſecouſſe qui remue & agite tout enſemble les ſolides & les fluides.

Ces derniers reçoivent de l'Electricité, une impulſion qui augmente la vîteſſe de leur mouvement naturel & ſpontané, ſans qu'elle produiſe en eux aucune combinaiſon chymique, ni aucun autre changement dans leur qualité, qu'une élaboration plus parfaite, dépendante auſſi du concours de l'action organique des ſolides, ſans laquelle l'Electricité ne feroit point atténuante, fondante, réſolutive & évacuante, comme elle a fait connoître qu'elle l'a été.

On ſoumet à l'Electricité le corps humain de quatre manières différentes; ſavoir, par le bain électrique, par la friction électrique, par la ſcintillation & par la commotion.

§. I.

L'électriſation par bain eſt de deux ſortes; ſavoir, en plus & en moins.

1°. L'électriſation par bain en plus, que quelques-uns expriment par les termes d'électriſation poſitive, eſt celle durant laquelle le malade placé ſur l'iſoloir eſt entièrement dans l'état d'Electricité, qui lui eſt communiqué par le Conducteur électrique, dont il doit faire la continuation pendant la rotation d'un cylindre, d'un globe ou d'un plateau de verre ou de cryſtal. On peut électriſer de cette manière pluſieurs perſonnes à la fois, ſi l'iſoloir eſt aſſez grand pour les contenir.

Il n'y a pas de marques bien évidentes, que cette électriſation produiſe le moindre effet directement & immédiatement, ſur les parties ſolides du corps, d'autant plus qu'il eſt poſſible, qu'un homme ſoit long-temps dans l'état d'Electricité, ſans le ſavoir, ni s'en appercevoir.

Si, comme on l'a obſervé, la ſenſibilité & l'action des fibres muſculaires, ſe ſont rétablies dans les membres paralyſés à la faveur de cette électriſation, continuée pendant quelque temps; cela n'eſt arrivé que par l'entremiſe du fluide nerveux, que l'Electricité a mis en état d'y pénétrer, ſoit en donnant plus de mobilité à l'eſprit animal, ou en étendant le mouvement de ce fluide par la vîteſſe du ſien, ſoit en débarraſſant le genre nerveux de quelques humeurs viſqueuſes, dont l'Electricité peut provoquer la ſortie : alors le fluide des nerfs ne trouvant pas d'obſtacle, porte la ſenſibilité & l'action dans les ſolides.

L'abſence du fluide nerveux dans un membre, étant la cauſe de ſon amaigriſſement & de ſon deſsèchement, comme de la privation de ſon action; le retour de ce fluide provoqué par l'Electricité, lui reſtitue ſa force & ſon embonpoint: d'où il réſulte que l'électriſation dont il s'agit, peut contribuer à diſſiper l'aridure dont les membres ſont affectés, ſans avoir une action immédiate ſur les ſolides : elle n'eſt pas moins utile dans les paralyſies, du moins, dans celles qui n'ont pas poūr cauſe une tumeur, un déplacement des ſolides, une oſſification, l'éroſion, ou la ſolution de continuité des nerfs.

L'électriſation par bain n'agiſſant pas immédiatement ſur les ſolides, on eſt fondé à croire, qu'elle n'excite pas de l'accélération dans le pouls, conformément aux obſervations de l'*Abbé Nollet*, de *M. Briſſon*, de *M. de Thoury*, & de *M. l'Abbé Sans*.

Il n'en eſt pas de même à l'égard des fluides qui ont des iſſues libres, pour ſe répandre au dehors, ou dans quelque capacité : le mouvement qui les emporte, ſe trouve réellement accéléré par celui de l'Electricité ; ce qui donne lieu à une plus grande évacuation de ces fluides dans le temps de l'électriſation : c'eſt alors qu'il leur arrive la même choſe qu'aux jets-d'eau électriques, & à celui de la ſaignée faite à une perſonne dans l'état d'Electricité. Delà il ſuit, qu'autant qu'il y a en nous de liqueurs qui ſe ſéparent de la maſſe du ſang, pour ſe porter au dehors, ou dans quelque capacité (excepté la graiſſe & l'humeur ſébacée) la vîteſſe de l'Electricité, ajoutant à l'impulſion qu'elles reçoivent des vaiſſeaux, contribue à leur filtration, à leur évacuation & à l'augmentation du produit de leur ſécrétion : ce qui donne éminemment à l'Electricité, la qualité apéritive, la rend propre à animer les sécrétions; à provoquer des crises, à rétablir des éruptions languissantes ou arrêtées, à augmenter les suppurations, & à seconder l'action des médicamens évacuans.

J'ai observé en 1774, sur un garçon de 22 ans, affecté dès sa tendre jeunesse, d'un tremblement dans les membres, que l'Electricité par bain lui avoit rendu l'appétit, dont il étoit privé depuis long-temps : ce qui n'a pu arriver, que par l'augmentation de la sécrétion des sucs qui servent à la digestion.

Des urines chargées, fournissant un dépôt plus abondant & la liberté du ventre qui, pendant les électrisations a succédé à une constipation habituelle, comme l'a observé *M. Mauduit*, ne sont que l'effet de l'augmentation des sécrétions animées par l'Electricité.

L'augmentation de la transpiration & la production de la sueur, ont été observées par *MM. Pivatti & Veratti* : celui-ci ne les a pas moins remarquées dans l'électrisation par bain, que dans celle qui a été accompagnée de la scintillation. Ces effets n'ont pas échappé à quantité d'autres, non plus qu'à l'exactitude des observations de *M. Mauduit*, qui, comme *M. de Sauvages*, a remarqué que l'Electricité avoit provoqué des crises, ou les avoit renouvellées à l'avantage des malades, tant par la transpiration, les larmes & la salivation, que par d'autres voies.

M. de Haen, a vu que l'Electricité secondoit efficacement l'action des médicamens évacuans, qui, ayant été ajoutés aux électrisations, en ont augmenté les succès : il a aussi observé, comme *M. Veratti*, que le même secours avoit rappellé des éruptions cutanées, des dartres indiscrètement répercutées, même la petite-vérole, la rougeole, dont l'éruption ne s'étoit pas bien faite : le même *M. de Haen*, *MM. le Camus & Mauduit*, ont pareillement observé, que l'Electricité avoit rétabli le flux menstruel & hémorrhoïdal; le dernier ajoute avoir remarqué qu'elle avoit augmenté la suppuration des vésicatoires & des cautères : ce qui n'est toujours qu'une suite nécessaire & dépendante de l'activité que l'Electricité ajoute au mouvement des liqueurs qui émanent du sang : cette même activité a paru avancer la formation du dépôt des tumeurs qui se préparoient à la suppuration, comme l'a observé *M. de Sauvages*; elle n'a pas été moins utile à l'ulcère de la parotide d'un scrophuleux, traité avec succès par *M. Mauduit*.

Mais puisque l'état d'Electricité donne lieu à une plus abondante sécrétion des fluides qui émanent de la masse du sang, le produit respectif de leurs émanations, & son effet salutaire sur les parties affectées, doivent avoir des rapports avec la durée du temps employé aux électrisations : c'est en effet ce que j'ai découvert sur plusieurs paralytiques que j'ai électrisé avec succès.

Deux heures par jour de bain électrique seulement, que j'administrai à *Madame Devillers* en 1773, lui procurèrent très-régulièrement deux marcs de force dans le bras affecté.

Une autre personne que j'électrisai en 1775, recouvrit régulièrement un marc de force par jour dans sa main paralysée.

J'ai remarqué à un autre hémiplégique, à qui j'administrois l'Electricité en 1776, que des temps égaux de bain électrique, produisoient des sommes égales de force. D'où il résulte que les degrés de la progression de l'action musculaire, se sont comportés comme la durée du temps consacré chaque jour aux électrisations : ce qui dérive indubitablement de ce qui a été dit, que le bain électrique, porte immédiatement & directement son action sur les différentes liqueurs, qu'il divise, atténue, provoque la filtration & l'évacuation par les différens excrétoires, en raison de la durée des électrisations.

Cette opération intérieure du bain électrique sur les fluides, en dissipe la viscosité, la congestion & la stagnation, débarrasse les solides, particulièrement le genre nerveux, qui en devient plus perméable à l'esprit animal; lequel venant ensuite pénétrer plus facilement les fibres musculaires, y rappelle leur première activité : leur contraction s'accomplit alors par des degrés de force relatifs à la somme de l'humeur divisée, atténuée & évacuée, qui règle en même-temps l'effort de la puiſſance acquiſe par l'Electricité. Si cette ſomme d'humeurs eſt conſidérable, & qu'elle s'évacue par un plus grand nombre d'excrétoires, plutôt que par un ſeul; cela promet un plus prompt rétabliſſement, comme l'a obſervé *M. Mauduit.*

Il réſulte des obſervations ci-deſſus, que le bain électrique animant le mouvement des liqueurs qui émanent du ſang, par l'extrême vîteſſe de la matière électrique; il devient eſſentiellement un puiſſant apéritif, propre à toutes les maladies pour leſquelles les médicamens de cette claſſe ſont indiqués.

Par rapport aux maladies Chirurgicales en particulier, il y a lieu de croire que le bain électrique, feroit utile à l'inflammation, principalement au terme de ſa terminaiſon, pour en accélérer la réſolution, ou la ſuppuration.

Dans les plaies gangréneuſes & les brûlures, où il eſt néceſſaire que la ſuppuration s'établiſſe avec abondance, pour opérer la ſéparation du mort d'avec le vif, le bain électrique en augmentant la ſuppuration, pourroit contribuer à la chûte des eſcarres. Il ne feroit pas moins utile de prendre le bain électrique pour augmenter la ſuppuration des véſicatoires, du cautère, du ſéton & des vieux ulcères, dont l'écoulement habituel eſt devenu néceſſaire pour entretenir la ſanté, & prolonger la vie.

Au reſte, le bain électrique en plus, eſt l'électriſation la plus ordinairement pratiquée, comme la plus généralement utile; elle n'exclut point la ſcintillation, non plus que tous les autres ſecours capables de ſeconder ſon action, & de lui donner plus d'énergie.

2°. Le bain électrique en moins, que quelques-uns appellent électriſation négative, eſt celle durant laquelle, le malade iſolé, fournit la plus grande partie de la matière électrique miſe en action, par ſa communication aux frottoirs iſolés d'un plateau, ou en frottant lui-même un globe en rotation.

Cette électriſation, qui eſt la plus foible de toutes, ne diffère de la précédente que du moins au plus, parce que dans l'une comme dans l'autre, le malade eſt abſolument & entièrement dans l'état d'Electricité, il en préſente les mêmes phénomènes, avec plus ou moins d'intenſité.

Ce bain électrique n'eſt pas communément en uſage; *M. l'Abbé Sans* le met en pratique pour diſſiper des accès convulſifs.

§. II.

La friction électrique, qu'on doit regarder comme une eſpèce de ſcintillation, eſt une électriſation qui s'opère en promenant tout le long, & aſſez près d'une partie très-ſenſible, ou d'une tumeur fort douloureuſe, l'extrémité arrondie d'une verge de métal, à laquelle on a donné le nom d'excitateur.

Ce procédé produit successivement d'un bout à l'autre de la partie, un grand nombre de petites étincelles imperceptibles qui font entendre une crépitation, en excitant plutôt un chatouillement, qu'un sentiment de piquure.

Cette électrisation, qu'on peut faire durer une demi-heure, une ou deux fois par jour, s'opère dans l'état d'Electricité, & hors l'état d'Electricité, comme il sera expliqué à l'égard de la scintillation; ayant préalablement couvert la partie affectée, d'un linge simple, ou d'une flanelle fine, très-exactement appliquée, sans craindre qu'elle nuise à l'opération.

L'électrisation par friction est préférable à la scintillation dans les cas où il y a trop de sensibilité à la partie qu'on veut électriser, comme dans les plaies & tumeurs gangréneuses, la gangrène sèche, le furoncle, ou quand la maladie ne demande pas une action si énergique, comme les engelures.

Pour cette électrisation, il est mieux de préférer l'état d'Electricité; parce que le malade profite en même-temps des effets salutaires du bain électrique.

M. Masars de Cazèles, qui a donné le nom à cette électrisation, s'en est servi utilement, pour un enfant de trois ans, qui souffroit depuis assez long-temps, de deux tumeurs d'un très-gros volume, sans changement de couleur à la peau, & dont la dureté approchoit de celle du skirrhe, dont elles différoient, en ce qu'elles étoient très-sensibles. L'une de ces tumeurs étoit située sur le genou gauche, qu'elle embrassoit dans toute sa circonférence, son volume ne permettoit pas de distinguer la rotule à la vue ni au tact, non plus qu'à l'enfant de marcher ni de se tenir debout. L'autre tumeur occupoit toute l'articulation du bras droit avec l'avant bras qui en étoit affecté dans toute la moitié de sa longueur, & privé de toute espèce de mouvement.

Ces tumeurs, qu'on regardoit comme anomales, ayant résisté aux différens topiques qu'on y avoit appliqué, cédèrent enfin à cette espèce d'électrisation, pratiquée dans l'état d'Electricité, pendant l'espace d'un mois & demi. Ce procédé, dicté par la trop grande sensibilité des deux tumeurs, ne permet pas de douter de la propriété résolutive des frictions électriques, combinées avec le bain électrique.

§. III.

L'électrisation par étincelle est de deux sortes; savoir la scintillation dans l'état d'Electricité & la scintillation hors l'état d'Electricité.

1°. La scintillation dans l'état d'Electricité, s'opère en approchant l'extrémité arrondie d'une verge de métal avec une légère vivacité d'une partie de la personne isolée, communiquante au Conducteur électrique, & en la retirant aussi vîte qu'on l'avoit approchée. Ce procédé, qui produit une étincelle brillante, vive & piquante, peut se répéter pendant un quart-d'heure & plus, une fois ou deux par jour.

La verge de métal dont on se sert pour cela, est appellée excitateur. Il est de la figure d'un marteau, terminé d'un bout par une tête arrondie, bien polie; & de l'autre, par un anneau, dans lequel est attaché l'extrémité d'une chaîne qui pend à terre : à son milieu est fixé un manche de verre pour le tenir, & sans lequel, la réaction d'une forte étincelle se feroit sentir, même avec commotion, à la personne qui l'auroit provoquée.

Pour ne pas effrayer les personnes craintives par l'approche de l'excitateur, on pose sur la partie d'où l'on veut tirer l'étincelle, l'extrémité d'une baguette de métal, longue de deux ou trois pieds, enfermée d'un bout à l'autre, jusqu'au colet de ses deux extrémités arrondies dans un tube de verre, puis on approche de l'autre extrémité l'excitateur, qui, en produisant une étincelle, en fait naître en même temps une autre, entre la partie qui est touchée & l'extrémité de la baguette qui pose dessus.

Ce procédé est indispensable, quand il faut tirer des étincelles d'un lieu inaccessible, comme du fond du conduit auditif externe, dans lequel il faut introduire une baguette plus petite, un peu courbée, pour s'accommoder à la figure de ce conduit, & enduite de cire d'Espagne dans toute ſon étendue, à l'exception de ſes extrémités.

La ſcintillation eſt agaçante, irritante, tonique & ſtimulante; elle produit ſur la peau une ſenſation vive, aigüe, comme la piquure d'un aiguillon, ſans pourtant laiſſer d'impreſſion de douleur après elle; mais des petites taches ſemblables à celles de puces. Quand elle eſt répétée ſouvent, & un grand nombre de fois ſur la même partie, elle y attire de la rougeur, de la chaleur, des petites aſpérites, d'après leſquelles on voit l'épiderme s'enlever en forme d'écailles farineuſes. La ſcintillation agit donc directement ſur les ſolides & les fluides tout enſemble, & comme toute cauſe irritante, ou ſtimulante, elle en réveille & ranime l'action organique. Delà il n'eſt pas étonnant, qu'elle accélère la circulation du ſang, ſoit qu'elle ſoit combinée avec le bain électrique ou la commotion, & qu'elle augmente auſſi les pulſations des artères, comme l'ont obſervé *MM. de Sauvages, Jallabert, Mauduit*, & quantité d'autres.

Les impreſſions vives & agaçantes de la ſcintillation, pourroient la faire claſſer parmi les rubéfians, & par ménagement, elle pourroit bien ſuppléer à l'urtication, qui irrite davantage; elle doit convenir dans la ſtupeur qui accompagne la paralyſie, pour rappeller le ſentiment; elle ne feroit pas moins utile dans l'aſphixie & la léthargie, ſon uſage ne ſeroit pas inférieur à celui de la teinture des cantharides, des ventouſes & du moxa.

L'impreſſion

L'impreſſion des étincelles ne ſe borne pas à la peau, elle pénètre très-ſenſiblement juſqu'aux muſcles : car en tirant de vives étincelles, ſi c'eſt à un membre, le muſcle correſpondant au lieu d'où l'on tire l'étincelle, ſe trouve en même-temps agité d'une contraction convulſive qui fait agir involontairement la partie à laquelle ce muſcle ſe termine : d'où il eſt aiſé de comprendre la poſſibilité de faire mouvoir à ſon gré quelque partie d'un membre que ce ſoit, en tirant de fortes étincelles ſur le muſcle deſtiné à la mouvoir.

Ce phénomène a donné lieu de penſer à *MM. Jallabert & de Sauvages*, qu'en excitant de cette manière des contractions involontaires dans des muſcles privés d'action, cela pourroit y rappeller le mouvement volontaire; mais, comme dans la paralyſie les fléchiſſeurs pèchent par une ſorte de contraction prépondérante & continuelle, il ſeroit prudent de reſtreindre l'uſage de la ſcintillation aux ſeuls muſcles extenſeurs paralyſés, qui ſe trouvent dans le relâchement, comme cela s'eſt pratiqué à *Upſal*. Il faut pourtant excepter de cette règle générale les extenſeurs du pied; parce que ce ſont eux qui paroiſſent les plus contractés : c'eſt au contraire ſur les fléchiſſeurs de cette partie qu'il faut appliquer la ſcintillation.

Cette électriſation eſt d'un uſage auſſi étendu que le bain électrique, ſi l'on en excepte le cas d'une trop grande ſenſibilité. On l'applique tout le long de la colonne vertébrale pour les fièvres; le tremblement, l'épilepsie, la paralysie, l'asphixie, pour laquelle on en tire aussi des narines, de même que pour la perte de l'odorat; on tire des étincelles du trou sus-orbitaire & des environs des fentes sphénoïdales pour la goutte sereine, & en toute autre partie que le siége de la maladie détermine, comme au grand angle de l'œil pour l'obstruction du canal nazal, & pour exciter le larmoiement, aux reins & vers la tubérosité de l'ischion pour la sciatique, au raphé pour l'incontinence d'urine, &c.

On sait que toute cause irritante est capable d'exciter l'oscillation des fibres & des vaisseaux de tout genre : en conséquence, la scintillation combinée avec le bain électrique produit une électrisation qui réunit en soi les qualités apéritives, toniques & stimulantes. Ainsi, dans les maladies Chirurgicales, où il paroîtra nécessaire de rappeller le ton & l'action des fibres & des vaisseaux, atténuer, résoudre & faire suppurer, cette électrisation combinée, pourra seconder efficacement les remèdes que la Chirurgie emploie.

Dans l'œdême, ou les engorgemens limphatiques, celui des glandes & autres tumeurs froides formées par congestion, qui, pour la plupart, ont pour cause efficiente, l'atonie des solides & l'épaississement des humeurs, l'électrisation dont il s'agit, doit être mise en usage pour fondre, dissoudre & résoudre les fluides visqueux &

ſtagnans, ranimer les ſolides qui s'en trouvent ſurchargés, leur donner le ton & l'action néceſſaire à la réſolution.

Dès l'origine de ce ſecours, *MM. Veratti & de Sauvages*, avoient éprouvé ſon efficacité ſur les tumeurs œdémateuſes.

Rigaudier, qui avoit depuis long-temps les deux jambes œdémateuſes, aidant ſon fils à électriſer des malades, ſe trouva en peu de temps délivré de cette incommodité.

L'enflure des membres paralyſés, qui a pour cauſe l'atonie des ſolides, ne réſiſte pas, même au ſeul bain électrique : car nous voyons qu'il a diſſipé l'engorgement conſidérable du bras paralyſé, au ſujet de la première obſervation de *M. l'Abbé Sans* & à quantité d'autres. L'expérience a fourni un grand nombre d'exemples de pareilles guériſons, opérées par le concours du bain & de la ſcintillation électrique.

Un Ebéniſte avoit un engorgement de cette eſpèce à ſa main paralyſée, dont la couleur livide faiſoit tellement craindre la gangrène, que ſon Chirurgien croyoit néceſſaire de lui faire des ſcarifications; mais ce malade s'y étant refuſé pour ſe ſoumettre à l'Electricité, ce ſecours que lui adminiſtra *M. de Thoury*, lui déſenfla la main, lui rendit ſa couleur naturelle dans l'eſpace de huit jours, & en trois mois le guérit parfaitement de ſa paralyſie. L'exemple ſuivant eſt d'une autre eſpèce.

Un jeune homme avoit depuis deux ans le genou d'une groſſeur conſidérable, dur & d'une couleur livide, qui lui tenoit la jambe droite pliée, ſans pouvoir appuyer par terre, ni marcher qu'à l'aide de deux béquilles. Le même *M. de Thoury*, l'électriſa par bain & par étincelles, pendant un mois, durant lequel il appercevoit chaque jour de la diminution au genou : le malade commençoit à le plier, lorſque l'enflure entièrement diſſipée, il ſentit ſous le jarret une petite tumeur fort douloureuſe, qui abſcéda. Voilà (ajoute l'Auteur) une tumeur rebelle à tous les remèdes de l'Art, fondue & aboutie par l'Electricité.

On voit dans la Lettre de *M. Pivatti à M. Zanotti*, qu'un Gentilhomme de vingt-ſix ans avoit une fluxion opiniâtre aux deux jambes; mais plus conſidérable à la gauche : cette affection qui paroît avoir duré long-temps, s'étoit augmentée au point, que le malade ne pouvoit preſque plus marcher : les bouillons de vipères le ſoulagèrent un peu, mais ſans lui donner le libre uſage de ſa jambe. Il ſe ſoumit à l'Electricité, & dès la première fois, après qu'on lui eut tiré des étincelles, ſur-tout à la jambe la plus affectée, il en éprouva un ſi grand ſoulagement, que l'enflure ſe réduiſit à la grandeur de quatre doigts, un peu dure & rougeâtre, avec une démangeaiſon à la cheville du pied gauche, qui diſparut en huit jours, pendant leſquels la jambe ſe trouvoit tous les matins couverte d'une abondante tranſpiration.

Une demoiſelle, âgée de ſoixante-dix-neuf ans, avoit depuis plus d'un an, les genoux tuméfiés, rénitens, d'une couleur violette, & couverts d'une infinité de petits vaiſſeaux variqueux : la tumeur étoit ſi ſenſible, qu'elle ne pouvoit ſouffrir le plus léger frottement, ni ſe tourner dans ſon lit, ſans ſouffrir les plus vives douleurs, qui redoubloient encore, lorſqu'elle eſſayoit de marcher, ce qu'elle ne pouvoit faire ſans aide. Les remèdes internes, les topiques, les ſangſues ne lui ayant procuré aucun ſoulagement, *M. Maſars* la guérit en ſix ſemaines par le concours du bain & des étincelles électriques, aidés de quelques boiſſons atténuantes & diaphorétiques.

Le même Médecin rapporte, Obſervation 14, qu'il opéra le plus grand ſoulagement ſur le genou de la *dame Alary*, qui étoit dans le même cas, en l'électriſant de même. Par l'Obſervation dix-ſeptième, on voit qu'il s'eſt guéri des engelures, comme avoient fait long-temps avant lui *MM. Jallabert & de Sauvages.*

La propriété réſolutive de l'électriſation combinée dont il s'agit, s'eſt étendue juſqu'à des tumeurs ſkirrheuſes & des fauſſes ankyloſes : *M. Mauduit* rapporte à la fin de ſon premier Mémoire, le ſuccès qu'il en a obtenu ſur des glandes cervicales & une parotide ſcrophuleuſe ulcérée, que portoit un enfant de ſix ans. *M. Adam, à Caën*, en a guéri pluſieurs de cette eſpèce.

On voit dans le Journal de Phyſique, du mois

de Juin 1777, que *M. Marteau* a guéri ſon fils d'une fauſſe ankyloſe par cette électriſation. *M. Duboueix* en tira le même avantage dans un cas ſemblable, en faveur d'une ſœur Hoſpitalière.

Dans les autres tumeurs, où ſe forme un abſcès, l'électriſation qui réunit le bain & les étincelles électriques, ne peut qu'en avancer la maturité : ce qui ſe juſtifie par l'obſervation de *M. Thoury*, rapportée ci-devant, & par le fait du Médecin, dont *M. de Sauvages* a fait mention, lequel s'étant fait tirer des étincelles d'une puſtule qu'il avoit à la main, cette petite tumeur enfla auſſi-tôt, rougit & vint à ſuppuration.

Par la même raiſon, cette électriſation ſeroit utilement employée pour accélérer la ſuppuration des plaies contuſes avec eſcarres & ſtupéfaction, lorſque cette opération de la nature, néceſſaire à la chûte des eſcarres, ſeroit trop tardive ou trop languiſſante.

Les ulcères, qui, par la trop grande viſcoſité de la matière, ſe deſsèchent avant qu'ils ſoient remplis de bonnes chairs, pourroient auſſi en tirer avantage : l'électriſation y rétabliroit la ſuppuration dont elle perfectionneroit en même-temps la qualité. Ceux qui ſe compliquent de gangrène, ayant beſoin de ſuppurer davantage, pour ſe débarraſſer des eſcarres, l'électriſation, concurremment avec les ſecours que l'Art emploie en pareil cas, ſeroit un moyen propre à en accélérer l'effet.

2°. La ſcintillation hors l'état d'Electricité, eſt

celle par laquelle on excite des étincelles électriques ſur une partie affectée d'une perſonne non-iſolée, en approchant de cette partie l'extrémité prolongée d'un conducteur électrique, ou le doigt d'une autre perſonne qui prend le bain électrique, ou l'excitateur dont il a été parlé plus haut, ſi, au lieu de laiſſer pendre la chaîne à terre, on l'attache au conducteur électrique.

Une perſonne qu'on électriſe de cette manière, eſt vraiment électriſée négativement; parce qu'elle devient le ſujet d'un phénomène électrique très-ſenſible, ſans ſe trouver dans l'état d'Electricité: ce qui eſt bien différent du bain électrique en moins, que l'on appelle auſſi électriſation négative.

Cette ſcintillation négative peut produire les mêmes effets que l'autre; parce qu'elle anime la matière électrique de toutes les parties du corps de la perſonne, pour ſe porter par un mouvement progreſſif à celle de laquelle on tire l'étincelle. Mais elle eſt néceſſairement moins efficace; parce que le malade n'étant pas dans l'état d'Electricité, il ne peut profiter en même-temps des effets ſalutaires du bain électrique.

M. Jallabert s'eſt ſervi quelquefois de cette ſcintillation, pour provoquer la contraction muſculaire dans les membres paralyſés, en tirant des étincelles des muſcles qu'il vouloit faire agir artificiellement.

M. de Thoury en faiſoit plus d'uſage; parce que ſes iſoloirs ne pouvoient pas contenir le grand nombre de perſonnes qui venoient ſe faire électriſer chez lui.

La ſcintillation négative donne du ton, agace & ſtimule aſſez les fibres pour y opérer des changemens avantageux.

Un Particulier nommé Champagne avoit la bouche preſque ſous l'oreille droite, & ne pouvoit prononcer diſtinctement, l'œil droit fermé & le gauche à demi-ouvert le forçoit de ſe pencher la tête de côté & en arrière pour voir les objets. *M. de Thoury* lui fit tirer des étincelles pendant l'eſpace d'une demi-heure ſur la joue gauche, avec le bout du doigt d'un autre malade qui prenoit le bain électrique : ce ſeul ſecours réuſſit ſi parfaitement en cinq ſéances, qu'à la dernière, le malade bien ſatisfait, dit en plaiſantant à la perſonne qui lui tiroit les étincelles : *Prenez garde! vous allez me faire paſſer la bouche de l'autre côté.*

§. IV.

L'électriſation par commotion eſt une ſecouſſe impétueuſe & inſtantanée, imprimée aux différentes parties du corps par la colliſion de deux déterminations directement oppoſées & ſimultanées de la matière électrique.

Pour l'opérer, il ſuffit de toucher d'une part à la face externe d'une bouteille ou d'un vaſe de verre électriſé intérieurement, & de l'autre, à tel endroit qu'on voudra du conducteur électrique, de manière que dans l'intervalle compris entre les deux points de contact & celui compris entre le verre & la partie touchée du conducteur, il se décrive un cercle de parties non-interrompues : aussi-tôt il s'exerce dans tous les points de ce cercle une percussion ordinairement très-forte, qui imprime une agitation momentanée & surprenante, que la volonté ne peut empêcher.

De tous les phénomènes de l'Electricité, c'est celui dont l'impression est la plus forte; parce qu'il s'y exécute deux collisions simultanées, qui retentissent à toutes les parties de la circonférence du cercle, ensorte que son action sur les fluides se réduit à un simple & fort ébranlement de leurs molécules, qui en reçoivent toute la secousse, sans presque se déranger de place, semblables aux boules d'ivoire alignées, qui, sans changer de rapport entre elles, n'en sont pas moins agitées du double choc des deux dernières qui les ont frappées en même-temps en sens contraires : sur les solides, la commotion ne produit instantanément qu'une véhémente secousse, & dans les membres, un mouvement involontaire & de totalité.

Cette manière d'agir ne fait point appercevoir dans la commotion électrique, un secours bien avantageux : elle ne participe point aux propriétés du bain électrique, & ne stimule pas à la manière de la scintillation. Quoique la forte secousse qu'elle produit, soit bien capable de remuer les solides & les fluides; cette activité ne montre pas de rapports bien analognes à l'action des uns & au mouvement progressif des autres. L'ébranlement violent qu'elle y imprime par deux impulsions directement opposées, ayant plus de rapports à l'effet d'une cause contondante, la rendroit capable de produire plus de mal que de bien, si l'on n'avoit l'attention de ne l'employer que fort modérée, ou partagée à plusieurs personnes.

Mais comme elle peut remuer & vaincre l'inertie des humeurs stagnantes & visqueuses, dont l'épaississement oppose de la résistance à l'oscillation des solides, qu'elle broie ces humeurs & les triture en quelque sorte, leur donne de la mobilité & leur imprime le mouvement initial qui peut suffire pour les mettre en prise à l'action des vaisseaux, que d'ailleurs le mouvement & l'agitation que l'on sait être nécessaires aux membres privés d'action se peut provoquer par la commotion, que plusieurs en ont retiré de l'avantage; on peut l'employer sans danger quand on en usera avec circonspection.

En appliquant la commotion, il ne suffit pas qu'elle soit modérée, il faut encore qu'elle n'étende pas son effet au-delà des parties qu'on veut électriser.

La commotion sera modérée, si l'on se sert d'un verre plus épais, si l'on ne charge pas trop la bouteille de *Leyde*, si l'on répète la commotion souvent pour ne pas donner le temps à la bouteille de ſe charger d'une trop forte doſe d'Electricité, ou lorſqu'on partagera la commotion à un plus grand nombre de perſonnes.

Pour que la commotion ne s'étende pas à d'autres parties que celles pour leſquelles on l'a met en uſage, il faut, autant qu'il eſt poſſible, ne comprendre dans le cercle qu'elle doit parcourir, que les parties affectées.

Par exemple, s'il s'agit de donner la commotion à un hémiplégique, on aſſujettira la bouteille dans la main affectée, puis on fixera au pied du même côté la chaîne de l'excitateur ; en approchant ſon extrémité arrondie de la tige de la bouteille ou du conducteur, on produira la commotion dans tout le côté affecté. Cette opération ſera répétée dans la même ſéance autant de fois que le malade pourra la ſupporter ſans trop ſe fatiguer.

Quand le malade n'a que le bras affecté, il faut aſſujettir la chaîne de l'excitateur ſur l'épaule, & provoquer de même l'étincelle. Ou bien on ſe ſervira d'un grand excitateur, fait en arc de cercle, avec un manche de verre à ſon milieu du côté de ſa convexité : en appuyant un bout ſur l'épaule & approchant l'autre de la tige métallique qui communique de la bouteille au conducteur, on produit la commotion dans toute l'étendue de la main à l'épaule.

Si le malade étoit paralytique des deux extrémités ſupérieures, il faudroit réitérer le même procédé ſur l'autre bras en particulier, pour éviter aux viſcères de la poitrine, l'impreſſion que la commotion ne manqueroit pas d'y produire, ſi, d'une main le malade tenoit la bouteille, & que de l'autre il vint provoquer l'étincelle.

Dans le cas où il n'y auroit que les deux extrémités inférieures affectées, il faudroit aſſujettir la bouteille dans l'aîne, ou le long des reins, fixer la chaîne de l'excitateur au pied du même côté, & provoquer l'étincelle, comme il a été dit ci-deſſus; puis après un nombre de commotions, répéter le même procédé ſur l'autre extrémité inférieure.

Enfin, s'il s'agiſſoit de faire paſſer la commotion dans d'autres parties, il faudroit obſerver les mêmes précautions.

Dans la goutte ſereine on fait paſſer la commotion de la partie antérieure du globe de l'œil, à travers le cerveau, juſqu'à la nuque ou au ſommet de la tête, environ vingt fois chaque ſéance, tant ſur l'un que ſur l'autre œil.

Pour cet effet, on applique un petit hémiſphère concave de métal ſur le devant du globe de l'œil, on l'y ſoutient par deux cordons attachés derrière la tête, enſuite on aſſujettit la bouteille au bas de la nuque, ou on la maintient par d'autres cordons noués pardevant; puis appuyant d'un bout un petit excitateur fait en arc ſur le petit hémiſphère de métal, & portant l'autre bout de l'excitateur vers la verge de la bouteille, on produit la commotion.

M. de Sauſſure a guéri une goutte ſereine par ce ſecours : *M. Mauduit* en a obtenu auſſi des ſuccès, avec l'attention de ne donner que de foibles commotions. Moins hardi, je n'ai employé pour une goutte ſereine que le bain électrique & la ſcintillation autour des yeux, ſur les trous ſurciliers, & vers les fentes ſphénoïdales, avec un très-médiocre ſuccès qui ne s'eſt pas ſoutenu.

La commotion générale a été plus heureuſe dans les fièvres tierces & doubles tierces, ſelon *Weſley & M. Adam : M. de Haen* ne l'a point épargnée dans beaucoup d'autres maladies, en la combinant avec les autres électriſations, qu'il aidoit encore des ſecours de l'Art, appropriés à chaque eſpèce de maladie.

Mon frère, Chirurgien-Major de l'infirmerie Royale de Verſailles, eſt parvenu à rétablir l'écoulement des règles, ſupprimées depuis longtemps chez deux jeunes filles, par la commotion univerſelle, l'éruption a ſuivi très-promptement cette électriſation.

Enfin, l'on ſait que pour l'épilepſie, *M. le Dru* fait paſſer la commotion électrique à travers le cerveau avec plus de ſécurité qu'on ne le fait ordinairement pour la goutte ſereine.

§. V.

Quoiqu'il y ait eu beaucoup de maladies, qui ayant réfifté aux fecours de l'Art, ont été guéries par l'Electricité; il y en a eu d'autres qu'elle n'auroit pas guérie, fi elle n'en avoit été aidée : d'un autre côté, les fuccès de l'Electricité n'étant pas toujours bien prompts, ni quelquefois bien complets, on a eu raifon de lui affocier les fecours de l'Art, comme l'ont fait *MM. de Haen*, *Mauduit*, *Mafars* & autres, qui ont ajouté à l'Electricité les frictions fèches, les véficatoires, les cautères, la faignée, les purgatifs, les apéritifs, les diaphorétiques & autres remèdes appropriés à la nature des maladies, & relatifs aux effets fenfibles de l'Electricité fur les excrétoires.

Sans s'oppofer directement à ces fecours auxiliaires, *M. l'Abbé Sans* en a imaginé un autre, dont il accompagne conftamment le bain électrique. Il fait étendre l'un après l'autre, pendant une demi-heure, les membres paralyfés, qui, ordinairement font fléchis & vicieufement contournés par l'effet de la paralyfie.

Si ce procédé, qui caractérife particulièrement fa méthode d'électrifer n'eft pas efficace; il faut croire que le bain électrique feul, eft un très-puiffant remède contre la paralyfie, *M. l'Abbé Sans* ayant guéri & foulagé un grand nombre de paralytiques par cette méthode, indépendamment d'aucun autre fecours de l'Art.

Mais ne feroit-on pas mieux fondé à croire ; que le feul bain électrique n'a pas eu tout l'avantage de tant de guérifons ?

De Sauvages & Quelmalz ne crurent pas inutile l'extenfion des doigts, par le moyen de petites écliffes. Elle eut du fuccès fur les doigts de *Samuel & de Gévaudan ;* elle peut donc en avoir pareillement fur les autres parties affectées de même.

Ces extenfions fondées en principe, tendent à corriger la rétraction élaftique des fibres motrices, & l'inégalité de cette rétraction qui produit la flexion & les diftorfions vicieufes des membres paralyfés. La douleur qu'elles occafionnent en attirant dans ces parties le fluide nerveux, les rend propres à feconder l'Electricité, & à concourir avec elle au rétabliffement de l'action mufculaire.

Il m'a paru qu'elles pouvoient être par elles-mêmes, indépendamment de l'Electricité, un fecours plus efficace que l'exercice & l'agitation qu'on recommande aux paralytiques, pour favorifer leur rétabliffement, & que fouvent ils ne peuvent exécuter.

Une perfonne hémiplégique, étoit privée de mouvement dans l'extrémité fupérieure que je n'avois pas encore foumife à l'Electricité ; je lui étendis le bras, l'avant-bras, le poignet & les doigts, ce qui exprimoit une détermination directement oppofée à la propenfion vicieufe que la paralyfie avoit imprimée à ces parties. Ce procédé produifit de la douleur, des mouvemens vermiculaires dans tous les doigts & le poignet, qui en avoient perdu toute la faculté : or, ces mouvemens, quoiqu'involontaires, n'en étoient pas moins l'effet de la contraction des muscles provoquée par l'extension de ces parties : ces extensions sont donc utiles, même indépendamment de l'Electricité, à plus forte raison, peuvent-elles concourir avec elle au rétablissement de l'action musculaire?

En remarquant ce qui se passe d'abord chez un hémiplégique, on trouve encore des raisons pour appuyer ce sentiment : on y observe le succès de l'extension fortuite de quelques parties affectées, qu'on ne remarque pas à d'autres.

La stupeur, l'insensibilité & l'immobilité de la cuisse & de la jambe d'une personne récemment attaquée d'une hémiphlégie, ne permettent pas de croire que ces parties soient moins paralysées que le bras, l'avant-bras & la main. Cependant les progrès du rétablissement qui devroient être égaux, font voir au contraire, que l'action des extrémités inférieures se rétablit ordinairement la première, ce qui n'arrive ainsi que par l'effet de leur rectitude, constamment entretenue par le plan horisontal du lit, qui leur empêche de prendre une attitude vicieuse, en opposant perpétuellement de la résistance à la rétraction élastique, prépondérante des muscles *fessiers*, *demi-nerveux*, *demi-membraneux*, *grêle interne*, *biceps & couturier*.

Le pied n'a pas le même avantage; car sans avoir été plus paralysé que la jambe, on remarque

que qu'il prend plus de temps pour ſon rétabliſſement : parce que le plan horiſontal du lit n'a pas pu produire le même effet contre l'effort de la rétraction élaſtique, prépondérante des extenſeurs de cette partie.

Il en eſt de même de l'extrémité ſupérieure; d'où il ſuit que la flexion de l'avant-bras dans une écharpe, ne peut que lui devenir contraire, en ce qu'elle ajoute à l'effort de la rétraction prépondérante des fléchiſſeurs de cette partie.

D'après toutes ces remarques, tirées des phénomènes propres de la paralyſie, on doit conclure, 1°. que les procédés, par leſquels on fait tenir les parties paralyſées dans une attitude oppoſée à leur propenſion vicieuſe, ſont capables d'opérer la converſion de la mauvaiſe diſpoſition des membres en une meilleure; 2°. qu'ils contribuent au rétabliſſement de leur mouvement & ajoutent à l'efficacité du bain électrique; 3°. qu'ils ſont fondés ſur la nature du déſordre des organes moteurs, ſur leur nombre reſpectif & leur direction; 4°. enfin, que la méthode de *M. l'Abbé Sans*, devient d'autant plus fructueuſe, qu'elle eſt ſubordonnée aux connoiſſances anatomiques & œtiologiques des ſymptômes de la paralyſie.

§. VI.

Les électriſations peuvent donner lieu à des accidens qu'il faut prévoir pour en éviter les effets.

Si le bain électrique peut produire de bons effets en accélérant le mouvement des liqueurs qui ont une issue libre pour s'évacuer, ou s'épancher dans quelque capacité : sur ce même principe, on est fondé à croire, que cette électrisation seroit préjudiciable aux personnes chez qui la limphe distille dans un kyste, dans la capacité de la poitrine, ou dans la tunique vaginale, pour former une hydropisie par épanchement : parce qu'alors elle précipiteroit l'écoulement de cette liqueur, & en formeroit un plus grand amas en moins de temps. Elle ne seroit pas moins nuisible aux poitrines délicates, affectées d'ulcération au poumon, ou d'hémophtysie, aux hémorrhagies, au flux de ventre bilieux ou dissentérique, au diabète & autres excrétions surabondantes, spontanées & contre nature qui ne seroient pas critiques.

La scintillation & la commotion, agissant directement sur les solides, leur action redoublée sur les humeurs déjà plus animées par le bain électrique, peut quelquefois les déplacer; & leur répercussion, avant qu'elles aient acquis le degré d'affinité, ou la coction nécessaire pour être facilement expulsées par les différens excrétoires, les expose à se fixer sur d'autres parties, où elles pourroient causer un plus grand mal qu'elles n'en faisoient à l'endroit où elles s'étoient habituellement fixées.

M. Veratti a observé que la scintillation avoit exposé un *Marchaud*, d'un tempérament cacochime, aux dangers de la métastase d'une humeur dartreuse amovible qu'il portoit depuis long-temps : ce qu'on auroit pu éviter en ne se servant que du bain électrique, avec les vésicatoires ou le séton.

On voit aussi par les expériences de *Linæus*, que l'Electricité n'a appaisé que pour un temps, les douleurs de rhumatisme & de la goutte : que d'autres fois, la dimotion de l'humeur arthritique répercutée, l'ayant porté à la tête, y a occasionné de vives douleurs & des vertiges, d'autres fois à l'estomac, qui en a souffert des douleurs avec nausées, enfin, d'autres fois vers les intestins, où l'on a ressenti des tranchées fort aigües.

Les retours spontanés de cette humeur sur les articulations, ayant quelquefois fait cesser ces accidens, il est clair qu'en pareil cas, il seroit bon de la rappeller à son domicile habituel par des épispastiques, & se restreindre pour lors au bain électrique, jusqu'à ce qu'on ait obtenu la coction de cette humeur, dont la crise s'annonce par l'épaississement des urines, ou par d'autres excrétions qui deviennent plus abondantes.

M. Mauduit a observé sur des malades affectés de douleurs anciennes & habituelles de pareilles métastases occasionnées par la commotion électrique. Quand elle est très-forte, elle jette dans l'atonie les fibres & les vaisseaux qui ont trop souffert de sa prodigieuse secousse. Cette électrisation, d'abord trop peu ménagée par *M. Jalla-*

bert, a causé la diarrhée, en faisant perdre le ton aux fibres intestinales.

Ce célèbre Professeur avoit conjecturé que la matière électrique pourroit bien donner & guérir la paralysie : cela s'est justifié.

Une fille d'environ seize ans, hémiplégique du côté droit, avec atrophie, devint deux fois de suite paralytique des deux côtés par l'effet des commotions électriques, que le Docteur *Hart* lui administroit.

Un des malades de *M. de Haen* eut une apoplexie à la dixième secousse de la commotion électrique, & périt de cette attaque.

L'application de l'Electricité au corps humain, pouvant être accompagnée ou suivie d'accidens ; il est important qu'elle soit réservée aux personnes de l'art, seules capables de les prévoir, de les éviter, d'en garantir les malades, d'associer avec choix les remèdes propres à seconder ce nouveau secours, & de l'administrer de la manière la plus heureuse, la plus sûre & la plus utile à l'humanité.

FIN.

Vu, permis d'imprimer, ce 12 Août 1784.

FROMENT.

De l'Imprimerie de CLOUSIER, rue de Sorbonne.

eut

ades.

ades,

ades,

fois
seul
l'état
ment
l'ap-
règles

TABLEAU des maladies qu'on a ſecourues, ou qu'on peut ſecourir par les différentes électriſations.

Ankyloſe fauſſe.	Bain élec. en plus. .	Frict. él.	Scintillation.	. . . .	Attitudes.
Appétit perdu.	Bain en plus.	. . . . .	Scintillation.		
Ardure.	Bain.	. . . . .	Scintillation.		
Aſphixié.	Bain.	. . . . .	Scintillation.		
Brûlure.	Bain.	Friction.			
Convulſion.	Bain élec. en moins.				
Ecchymoſe.	Bain en plus.	Friction.	Scintillation.		
Engorgement limphatique.	Bain.	Friction.	Scintillation.		
..... Du canal nazal. . . .	Bain.	. . . . .	Scintillation.		
Engelures.	Bain.	Friction.			
Epilepſie	Bain.	. . . . .	Scintillation.	Commotion.	
Fièvres intermittentes. . .	Bain.	. . . . .	Scintillation.	Commotion.	
Furoncle.	Bain.	Friction.	Scintillation.		
Goutte	Bain.	Friction.	Scintillation.		
Goutte Sereine.	Bain.	. . . . .	Scintillation.	Commotion.	
Gangrène.	Bain.	Friction.			
Hémiplégie.	Bain.	. . . . .	Scintillation.	Commotion.	Attitudes.
Inflammation.	Bain.	Friction.			
Migraine	Bain.				
Odorat perdu.	Bain.	. . . . .	Scintillation.		
Paralyſie	Bain.	. . . . .	Scintillation.	Commotion.	
..... Des paupières. . . .	Bain.	. . . . .	Scintillation.		
..... De la bouche. . . .	Bain.	. . . . .	Scintillation.		
..... De la langue. . . .	Bain.	. . . . .	Scintillation.		
..... Des Extrémités. . .	Bain.	. . . . .	Scintillation.	Commotion.	Attitudes.
..... De la veſſie.	Bain.	. . . . .	Scintillation.		
Plaie gangrèneuſe.	Bain.	Friction.			
Rhumatiſme.	Bain.	. . . . .	Scintillation.		
Sciatique	Bain.	. . . . .	Scintillation.		
Stupéfaction.	Bain.	. . . . .	Scintillation.		
Surdité	Bain.	. . . . .	Scintillation.	Commotion.	
Suppreſſion des règles. . .	Bain.	. . . . .	. . . .	Commotion.	
..... Des hémorrhoïdes. .	Bain.	. . . . .	Scintillation.	Commotion.	
Tetanos.	Bain en moins. . . .				
Tumeur œdémateuſe. . .	Bain.	. . . . .	Scintillation.		
..... Gangrèneuſe.	Bain.	Friction.			
..... Scrophuleuſe.	Bain.	. . . . .	Scintillation.		
Tremblement.	Bain.	. . . . .	Scintillation.	Commotion.	
Ulcère deſſéché.	Bain.	Friction.			
Vertige	Bain.	. . . . .	Scintillation.		

Nota. Il n'a pas été toujours néceſſaire d'appliquer les différentes eſpèces d'électriſations à la fois comme elles ſont marquées dans le Tableau : car on a vu des hémiplégies, guéries avec le ſeul bain électrique avec les attitudes; une paralyſie de la bouche, par la ſeule ſcintillation hors de l'état d'Electricité; un tremblement des membres, par le bain & la ſcintillation électrique, indépendamment de la commotion : la ſcintillation peut exclure la friction, quand la maladie pour laquelle on l'applique, n'eſt pas fort ſenſible. [illegible], le bain électrique a quelquefois ſuffi pour provoquer les règles & les hémorrhoïdes, ou pour les faire fluer plus abondamment.

www.ingramcontent.com/pod-product-compliance
Ingram Content Group UK Ltd.
Pitfield, Milton Keynes, MK11 3LW, UK
UKHW021315190726
13839UKWH00007B/1842

9 782329 493596